www.ingramcontent.com/pod-product-compliance
Lightning Source LLC
Chambersburg PA
CBHW051320220526
45468CB00004B/1423
* 9 7 8 1 7 9 4 0 4 8 8 2 9 *